BEI GRIN MACHT SICH IHR WISSEN BEZAHLT

- Wir veröffentlichen Ihre Hausarbeit, Bachelor- und Masterarbeit

- Ihr eigenes eBook und Buch - weltweit in allen wichtigen Shops

- Verdienen Sie an jedem Verkauf

Jetzt bei www.GRIN.com hochladen und kostenlos publizieren

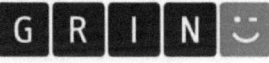

Verhaltens- und Verhältnisprävention im Kontext betrieblicher Gesundheitsförderung. Eine gesundheitspsychologische Perspektive

Tanja Axt

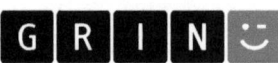

Bibliografische Information der Deutschen Nationalbibliothek:

Die Deutsche Nationalbibliothek verzeichnet diese Publikation in der Deutschen Nationalbibliografie; detaillierte bibliografische Daten sind im Internet über http://dnb.d-nb.de abrufbar.

ISBN: 9783346422392
Dieses Buch ist auch als E-Book erhältlich.

Druck und Bindung: Books on Demand GmbH, Norderstedt Germany
Gedruckt auf säurefreiem Papier aus verantwortungsvollen Quellen

Das vorliegende Werk wurde sorgfältig erarbeitet. Dennoch übernehmen Autoren und Verlag für die Richtigkeit von Angaben, Hinweisen, Links und Ratschlägen sowie eventuelle Druckfehler keine Haftung.

Das Buch bei GRIN: https://www.grin.com/document/1024231

FOM Hochschule für Oekonomie und Management GmbH
Hochschulzentrum München

Berufsbegleitender Studiengang
Gesundheitspsychologie und Medizinpädagogik

3 Semester

Seminararbeit im Fach
Gesundheitspsychologie

Gesundheitspsychologie basierte Verhaltens- und Verhältnisprävention im Kontext betrieblicher Gesundheitsförderung im Unternehmen

Autorin: Tanja Axt

Abgabedatum: 08.11.2020

Inhaltsverzeichnis

1. Einleitung

1.1 Herausforderungen der modernen Arbeitswelt

Gesundheit, Work-Life-Balance sind im 21. Jahrhundert sehr aktuelle Themen. Die psychische Gesundheit rückt stärker in den Fokus. Der Zusammenhang zwischen den Arbeitsbedingungen und dem Auftreten von psychischen und psychosomatischen Störungen gewinnt mehr an Bedeutung. Der rasante Anstieg der psychischen und chronischen Erkrankungen in unserer Gesellschaft ist unter Anderem dem demographischen Wandels geschuldet. In den letzten hundert Jahren ist die Lebenserwartung kontinuierlich um 1,5 Jahre pro Jahrzehnt gestiegen, was die Ausprägung chronischer Erkrankungen begünstigte. Aber auch die psychosoziale Faktoren begünstigen die Chronifizierungsprozesse von Organerkrankungen (vgl. Schneider, 2011, S.11). Es lassen sich weitere Auslöser wie Stress, übermäßige Anstrengung und Überforderung identifizieren, die unsere moderne Arbeitswelt vor ungeahnte Herausforderungen stellen (Struhs-Wehr, 2017, S.26).

In diesem Zusammenhang spielt die betriebliche Gesundheitsförderung eine zentrale Rolle. BGF umfasst die Steuerung und Integration der gesundheitsförderlichen Maßnahmen mit dem Ziel die Gesundheit am Arbeitsplatz trotz physischen und psychischen Belastungen zu erhalten und zu fördern sowie die Motivation und das Wohlbefinden der Mitarbeiter zu stärken. Doch warum sind die Unternehmen heutzutage stärker damit konfrontiert eine gesunde Arbeitskultur im Unternehmen zu verankern?

Die Belastungsfaktoren haben in den letzten 50 Jahren stark zugenommen. Vor allem die psychosozialen Faktoren spielen heutzutage eine größere Rolle, da die psychische Gesundheit neben der physischen Gesundheit deutlich an Beachtung gewonnen hat. Somit werden steigender Zeitdruck, Informationsüberfluss, ständiges „Up to date" sein und ununterbrochene Erreichbarkeit, neben der erhöhten Komplexität der Arbeitsabläufe als große Herausforderungen der Arbeitswelt im 21 Jahrhundert erkannt. Die dadurch entstehende gesundheitliche Beeinträchtigungen äußern sich in erhöhten

Fehlzeiten und Burnouts, was wiederum zu abnehmender Produktivität sowie Unzufriedenheit der Mitarbeiter führt (vgl. Bruch & Kowalevski, 2013, S.56).

Daraus leitet sich die neue Maxime eines modernen Unternehmens ab: *Gesundheit fördern, anstatt Krankheit zu vermeiden.* Die Aufgabe der BGF ist es, daher, die gesundheitlichen Risiken aufzudecken und die Potentiale der einzelnen Mitarbeiter zur Entwicklung von gesundheitsfördernder Verhaltensweisen auszuschöpfen. Dieser Ansatz beinhaltet nicht nur das konsequente Anwenden von Arbeitsschutz- und Arbeitssicherheitsmaßnahmen, sondern auch die Stärkung gesundheitsorientierter Führungskompetenz. Mit diesen Kompetenzen kann die BGF maßgeblich zum Erfolg des Unternehmens beitragen.

Moderne Organisations- und Personalentwicklung sollen Maßnahmen zur Gesundheitsförderung beinhalten, die bei den Unternehmenszielen und Organisationsprozessen sowie Unternehmensentscheidungen einbezogen werden, um optimal die Gesundheit der Beschäftigten zu fördern und dadurch die Produktivität des Unternehmens zu steigern.

1.2 Zielsetzung und Forschungsfragen

Trotz der Verankerung der betrieblichen Gesundheitsförderung als gesetzlichen Präventionsauftrag §20 SGB V ist die BGF nicht überall flächendeckend eingeführt. Es mangelt an verhaltensorientierten Ansätzen und theoretischer Fundierung.

Das Ziel dieser Arbeit ist die Relevanz der betrieblichen Gesundheitsförderung im Betrieb aufzuzeigen. Außerdem soll geklärt werden inwieweit die Führungskraft dabei Einfluss auf die Mitarbeiter bezüglich wünschenswerten Verhaltensänderungen, sowie unterstützenden Effekten im Rahmen der Verhältnisprävention nimmt.

Aus arbeitspsychologischer Sicht beschäftigt sich die Autorin dieser Arbeit mit folgenden Fragen:

(i) Was bedeutet Gesundheitsförderung?

(ii) Wie wird Gesundheit definiert? In welchem Zusammenhang stehen Verhaltens- und Verhältnisprävention und Gesundheit?

(iii) Was sind die Auswirkungen übermäßiger körperlicher und psychischer Belastungen am Arbeitsplatz?

(iv) Welche Lösungsansätze gibt es um gesundheitsschädlichen Wirkungen entgegen zu wirken?

(v) In welchem Ausmaß ist das gesunde Führen für den Erfolg des Unternehmens von Bedeutung?

1.3 Beschreibung des Forschungsdesigns

Für die Beantwortung der Forschungsfrage nimmt die Autorin eigene Beobachtungen sowie aktuelle Literatur und Internetrecherche als Grundlage. Da es zu diesem Themenbereich ausreichend Literatur und Studien gibt, wurde auf eine eigene Datenerhebung verzichtet. Außerdem wurde auch ältere Grundlagenliteratur berücksichtigt, um klassische Modelle, die die psychologische Basis dieser Arbeit darstellen, abzubilden und den Paradigmenwechsel in der modernen Arbeitswelt kausal nachzuzeichnen. Abschließend werden die Ergebnisse dieser Analyse für eine eigene Schlussfolgerung ausgewertet.

2. Hauptteil

2.1.Begriffsklärung

2.1.1 Gesundheit als dynamische Balance

Traditionell wurde Gesundheit als Abwesenheit von Krankheit definiert. Doch ist der Mensch wirklich gesund nur weil keine Erkrankung vorliegt? Oder andersrum: Kann man jemanden als gesund ansehen, bei dem eine Erkrankung diagnostiziert ist, aber kein Leidensdruck besteht? Die moderne Definition von Gesundheit der WHO besagt, dass die Gesundheit nicht nur als Abwesenheit von Krankheit, sondern ein *„Zustand vollkommenen körperlichen, seelischen und sozialen Wohlbefindens"* ist (WHO, 1948).

Das Wohlbefinden der Menschen ist nicht allein abhängig von der körperlichen Gesundheit, vielmehr ist es eine Balance zwischen körperlichen, psychischen, seelischen und sozialen Ebenen. Mit Hilfe des biopsychosozialen Krankheitsmodell lässt sich die Beziehung zwischen körperlichen, psychischen und sozialen Ebenen darstellen (vgl. Mohokum, 2018, S.59ff). Das Krankheitsgeschehen wird dabei in mehreren Dimensionen unter dem Einbezug der biologischen, psychischen und sozialen Wechselwirkungen erfasst. Diesen Erkenntnissen zur Folge ist ein Individuum nur als Ganzes zu betrachten. Denn es sind nicht nur körperliche Belastungen, sondern vornehmlich psychische Belastungen, die zu Erkrankungen oder Befindungsstörungen führen (Pauls, 2012, A.15ff).

Die große Datenerhebung der gesetzlichen Krankenkassen zur Arbeitsunfähigkeit 2012 zeigen einen Anstieg der Krankschreibungen in Folge eines Burnout seit dem Jahr 2004 um 600%. Ferner stieg die Anzahl der Fehltage insgesamt um 1300% („BPtK Psychische Erkrankungen"). Eine weitere Studie die den Anstieg der Arbeitsunfähigkeit aufgrund von psychischen Erkrankungen ermittelt, kommt zu dem Ergebnis, dass ein Anstieg der Krankheitstage um 64,2% zu verzeichnen sei (vgl. Meyer, 2018). Ein Anstieg der psychischen Erkrankungen ist somit offensichtlich. Nach Muskel-Skelett- und Atemwegserkrankungen stehen die psychischen Erkrankungen an dritter Stelle der Ursachen für Arbeitsunfähigkeitstage.

Aufgrund der erhöhten Arbeitsintensität sind Arbeitnehmer starken Anforderungen ausgesetzt, um sich in der heutigen Arbeitswelt zurechtzufinden. Auf der anderen Seite stärkt gute Arbeit die persönlichen Ressourcen und das Wohlbefinden der Menschen. Um erfolgreich gesundheitsfördernde Maßnahmen einführen zu können, ist es daher notwendig Faktoren zu kennen, die potenzielle Gefahren bergen oder umgekehrt Chancen zur Gesundheitsförderung darstellen (vgl. GDA, 2017).

Das salutogenetische Modell (1979) von Aaron Antonowsky konzentriert sich auf gesundheitsförderliche Faktoren, die ein Mensch im Laufe seines Lebens entwickeln soll, um auf dem Gesundheits-Krankheitskontinuum sich dem Gesundheitspol zu nähern (vgl. Antonowsky, 1979[1]). Eine schematische Darstellung dieses Models findet sich hier:

Abbildung 1

Diese Abbildung wurde aus urheberrechtlichen Gründen von der Redaktion entfernt

Während der klassische Arbeitsschutz dem pathogenetischen Ansatz folgt, entspricht die betriebliche Gesundheitsförderung dem salutogenenetischen Ansatz. Das pathogenetische Grundverständnis ist auf Beseitigen und Vermeiden von gesundheitsgefährdenden Arbeitsbedingungen und Belastungen ausgerichtet. Dies schließt insbesondere das Wahrnehmen von Gefahren sowie adäquates Handeln in gefährlichen Situationen ein. Bei der BGF wird hingegen auf die Schaffung von gesundheitsförderlichen Arbeitsbedingungen und Kompetenzen Wert gelegt. Dieser ressourcenorientierte Ansatz ist auf das Wahrnehmen von Chancen sowie das Erkennen und Nutzen von Handlungs- und Gestaltungsspielräumen konzentriert (vgl. Ulich & Wülser, 2015, S.14).

2.1.2 Verhaltens- versus Verhältnisprävention

Bei Verhaltens- und Verhältnisprävention handelt es sich um unterschiedliche Ansätze um Veränderungen zu erreichen. Unter Verhältnisprävention versteht man präventive

---

[1]https://www.aerzteblatt.de/archiv/209251/Aaron-Antonovsky-Vater-der-Salutogenese

Maßnahmen, die die Arbeitsbedingungen der Menschen verändern, um positive gesundheitliche Veränderungen bezüglich dieser äußeren Einflüsse zu erreichen. Ziel der Verhältnisprävention ist ferner die gesundheitsgerechte Gestaltung der Arbeitsumwelt, indem die körperlichen und psychosozialen Gefährdungsfaktoren verringert werden und das Wohlbefinden und die Gesundheit verbessert wird (vgl. https://www.arbeitssicherheit.de/service/lexikon/artikel/verhaeltnispraevention.html). Bei Verhaltensprävention geht es folglich um Veränderungen des persönlichen Gesundheitsverhaltens. Die Ressourcen dieser Präventionsform sind Information, Aufklärung über Risiken, Übungen und Trainings sowie Verhaltensmodifikation von den einzelnen Mitarbeiter. Meist sind Verhaltensänderungen mit Verhältnisprävention verbunden. Daher hat Verhaltensprävention auch verhältnispräventive Effekte (Kempf, 2010, S.204ff).

2.1.3 Belastung und Beanspruchung

Unter Belastung werden alle äußeren Einflüsse die auf einen Mitarbeiter wirken zusammengefasst. Dabei können Belastungen physischer (körperlicher) und psychischer (geistig-seelischer) Natur sein. Unter *Beanspruchung* werden die subjektiven Folgen der Belastung verstanden. Um Belastungen ohne übermäßige Beanspruchungen zu trotzen, sind persönliche Ressourcen wie *Coping* und externe Faktoren von Bedeutung. Das kognitive Stressmodell nach Lazarus erklärt diesen Zusammenhang als Wechselwirkungsprozesse zwischen Anforderung einer Situation und der Resilienz des Individuum (vgl. Lazarus-Launier, 1981, S.123ff.).

Unter persönlichen Ressourcen werden Eigenschaften des Individuums wie Eigenverantwortung, Optimismus, Sinnhaftigkeit u. Ä. verstanden. Für die Ausprägung dieser resilienzerhöhenden Eigenschaften sind die Mitarbeiter in Betrieben zum Teil selbst verantwortlich. Je mehr Tätigkeits-, Handlungs- und Entscheidungsspielraum ein Mitarbeiter hat, desto höher ist seine Vulnerabiilitätsgrenze[2] bezüglich der äußeren Einflüsse. Also fallen die Belastungen bzw. die Beanspruchungen bei jedem unterschiedlich aus. Die Anforderungen für das Ausmaß der unterschiedlichen

---

[2]Anfälligkeit eines Menschen, Fassungsvermögen der Belastbarkeit (mediclin.de)

Belastungen physischer Art sind in zahlreichen Arbeitsschutzvorschriften niedergeschrieben. Die Aufgaben des Unternehmens bzw. der Führungskraft sind es daher, sich über das Maß an geforderten Aufgaben zu informieren und die notwendigen Sicherheitsmaßnahmen zu ergreifen (vgl. Struhs-Wehr, 2017, S.154f.). Sobald die (Arbeits-)Beanspruchung die Vulnerabilitätsgrenze übersteigt entsteht Stress und Unwohlsein, was je nach Einwirkdauer und Häufigkeit in eine Erkrankung übergehen kann (vgl. Sedlacek, 2015).

2.1.4 Das Anforderungs-Kontroll-Modell

An dieser Stelle möchte die Autorin das Anforderungs-Kontroll-Modell erklären. Das berühmte Demand-Controll Modell von Robert A.Karasek erklärt den Zusammenhang zwischen Entscheidungsanforderungen und psychischen Belastungen. Unter Entscheidungsanforderungen versteht man die Notwendigkeit, Handlungs- und Enscheidungsspielraum, zeitbezogene sowie strukturbezogene Entscheidungen treffen zu können. Zu den psychischen Belastungen gehören Zusatzaufwand (z.B. Unterbrechungen, Störungen), monotone Bedingungen, Zeitdruck und hohe Anforderungen im Beruf.

Falls gleichzeitig der Entscheidungsspielraum des Mitarbeiters, diese Belastungen zu steuern, eingeschränkt wird, ist die Entstehung von psychischer Überbelastung begünstigt. Der Grund ist, dass ein dauerhaft aktivierter Sympathikus[3] eine Überlastung des Nervensystems nach sich zieht und auch körperliche Erkrankungen hervorrufen kann (Karasek, 1979, S.288).

Darüber hinaus stellte Karasek in einer Längsschnittuntersuchung fest, dass zu hohe Anforderungen im Arbeitsleben das Risiko an Herz-Kreislauf-Erkrankungen zu erkranken ansteigen lassen. Außerdem wurde ein Zusammenhang zwischen hohen Arbeitsanforderungen und Muskelverspannungen festgestellt (Karasek, 1981, 694ff). Daraus kann man schließen, dass ein ungünstiges psychosoziales Arbeitsumfeld zu Muskel- und Skelettproblemen führt. Als gesundheitsförderliche Arbeitsgestaltung sind folglich ein ausreichender Handlungsspielraum und eine niedrige psychische Belastung

---

3 Unwillkürliches, vegetatives Nervensystem des Körpers

anzusehen. Diese Schlussfolgerung, sowie die daraus ergebende Anpassungen, werden direkt durch das Demand-Controll Modell untermauert. (Oesterreich, 1999, S.157).

2.2. Maßnahmen zur Förderung des Gesundheitsverhaltens

2.2.1 Betriebliche Gesundheitsförderung- Einordnung des Begriffs

Menschen verbringen einen großen Teil ihrer Lebenszeit in der Arbeit, was der Gesundheitsförderung in diesem Setting einen besonderen Stellenwert zuweist. Eine zielgerichtete Gestaltung des Arbeitsumfeldes ist somit unerlässlich und daher essentielle Aufgabe einer jeden Führungskraft. Nur im Zusammenspiel aus Führungskraft und Eigeninitiative ergibt sich die Möglichkeit der Mitarbeiter gesund zu bleiben und sich wohlzufühlen. Eine Förderung dieser Prozesse ist daher eine lohnende Investition in die Zukunft des Unternehmens.

Da die BGF das betriebliche Gesundheitsmanagement untergeordnet ist, folgt an dieser Stelle eine Definition des BGM:

„Unter betrieblichem Gesundheitsmanagement verstehen wir die Entwicklung betrieblicher Rahmenbedingungen, betrieblicher Strukturen und Prozesse, die die gesundheitsförderliche Gestaltung von Arbeit und Organisation und die Befähigung zum gesundheitsfördernden Verhalten der Mitarbeiterinnen und Mitarbeiter zum Ziel haben.„ [4]

BGM gilt als strategisches Dach im Bereich der Gesundheit im Unternehmen. Es basiert auf drei Säulen: die erste Säule beinhaltet gesetzlich verpflichtenden Arbeitsschutz (AS), die zweite - ebenso gesetzlich verpflichtend ist betriebliches Eingliederungsmanagement (BEM) und dritte Säule, die auf der freiwilligen Basis ist betriebliche Gesundheitsförderung (BGF) (vgl. https://www.agv-bw.de/blog/blog-2017/2017/07/was-bgm-ist-und-warum-jetzt-hoechste-zeit-dafuer-ist).

---

[4] http://gesundheitsmanagement.kenline.de/html/gesundheitsmanagement_im_Unternehmen.htm

Abbildung 2

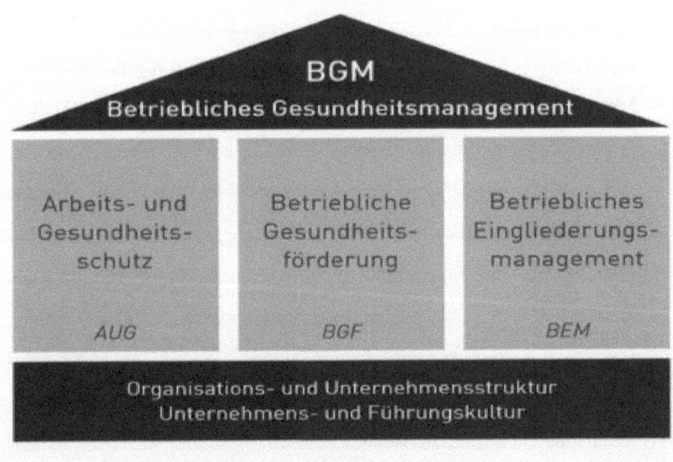

https://www.revitalis-gmbh.de/was-ist-bgm/

Im Rahmen dieser Arbeit wird nur auf die BGF eingegangen und ein kleiner Vergleich zwischen BGF und Arbeitsschutz dargestellt.

Die betriebliche Gesundheitsförderung ist dabei ein wichtiger Baustein, der laut der *Luxemburger Deklaration* von 1997 alle Maßnahmen von Arbeitgebern, Arbeitnehmern und der Gesellschaft zur Förderung der Gesundheit und Wohlbefinden am Arbeitsplatz beinhaltet. Der Grund für die aktuellen Bemühungen im Bereich des BGF ist die Einleitung der Neuorientierung des traditionellen Arbeitsschutzes in der Gesetzgebung durch die EG-Rahmenrichtlinie Arbeitsschutz.[5]

Die geänderte Perspektive der Gesundheit und Krankheit mit der Berücksichtigung aller gesundheitsrelevanten Handlungsfelder, die dazu beigetragen hat den Bereich der *Public Health* im Vordergrund zu stellen, stellt den zweiten Grund dar (vgl. Egger, 2017, S.341).

Die alte Orientierung der individuellen Vorsorge soll von zielgruppen- und settingsspezifischen Strategien abgelöst werden. Ziel der Gesundheitsförderung ist es:

---

[5]http://www.dnbgf.de/fileadmin/downloads/materialien/dateien/Luxemburger_Deklaration_09_11.pdf

„[...] allen Menschen ein höheres Maß an Selbstbestimmung über ihre Gesundheit zu ermöglichen und sie damit zur Stärkung ihrer Gesundheit zu befähigen" (Ottawa Charta, 1986).

Ferner entsteht Gesundheit gemäß dieser Definition dadurch,

„dass man für sich und für andere sorgt, dass man in der Lage ist, selber Entscheidungen zu fallen und Kontrolle über die eigenen Lebensumstände auszuüben, sowie dadurch, dass die Gesellschaft, in der man lebt, Bedingungen herstellt, die allen ihren Bürgern Gesundheit ermöglichen. Gesundheit wird von den Menschen in ihrer alltäglichen Umwelt geschaffen und gelebt, dort, wo sie spielen, lernen, arbeiten und lieben" (Ottawa Charta, 1986).

2.2.2 Ansatzpunkte der Gesundheitsförderung bei den Mitarbeiter

Inhalt der *Luxemburger Deklaration* sind unter anderem auch die grob formulierten Ansätze, deren konsequente Anwendung die Gesundheit und das Wohlbefinden der Menschen am Arbeitsplatz verbessern. Darunter fallen unter Anderem:

• *Verbesserung der Arbeitsorganisation und der Arbeitsbedingungen*

• *Förderung einer aktiven Mitarbeiterbeteiligung*

• *Stärkung persönlicher Kompetenzen* (vgl. Luxemburger Deklaration, 1997).

Ausgehend von diesen drei Ansatzpunkten nach der Luxemburger Deklaration erkennt man die Verlagerung der Schwerpunkte der Gesundheitsförderung und Prävention auf kurz- und mittelfristig wirksame Ansätze. Somit wird neben der Verringerung der pathogenetischen Faktoren die Förderung salutogenetischer Faktoren gleichberechtigt berücksichtigt. Auch Aspekte der sozialen Ungleichheit (Hierarchie) spielen eine Rolle, da diese ebenso gesundheitliche Wirkungen mit sich ziehen (vgl. Rosenbrock, 2001, S.757).

Verhaltensorientierte Maßnahmen in Form von gesunder Ernährung in der Kantine, Nutzung eines firmeninternen oder geförderten Fitnessstudio, Yoga oder andere

Entspannungsprogramme werden inzwischen von vielen Arbeitgebern angeboten. Ob ein Mitarbeiter gesundheitsförderliche oder gesundheitsschädliche Verhaltensweisen aufweist, ist folglich nicht allein auf den individuellen Lebensstil zurückzuführen, sondern ebenso auf das Vorhandensein der äußeren Begebenheiten zur Gesundheitsförderung (vgl. Badura, 1990).

Bei der Einführung von BGF sollen verhaltens- sowie verhältnisorientierte Maßnahmen einbezogen werden. Deren Wichtigkeit zeigt sich bei der Vermeidung von ungünstigen Arbeitsbedingungen. Dazu zählen insbesondere körperliche Stressoren wie Lärm, Schichtarbeit, Überstunden und Überbelastungen durch sehr anspruchsvolle Tätigkeiten, was zu übermäßigen Beanspruchungen führt (s. Belastung-Beanspruchung 2.1.3). Körperliche Belastungen wirken langfristig gesundheitsschädigend und führen zur Chronifizierung von körperlichen und emotionalen Beschwerden. Ferner werden dadurch körperliche Signale überhört, die für die Früherkennung von Überlastungen notwendig sind und ein Gegensteuern ermöglichen. Beispiele für derartige Wahnsignale sind unterschiedliche Befindlichkeitsbeeinträchtigungen wie Müdigkeit, Angespanntheit oder Unwohlsein. Diese sogenannten internen Leistungsvoraussetzungen müssen gehört werden, damit sich auf Dauer keine chronischen Symptome und Erkrankungen daraus entwickeln. Dieser Zusammenhang zwischen Körper und Handeln wurde zum ersten Mal in systemtheoretischen Gesundheitskonzepten erwähnt. Schwartz (1983) führte damals den Begriff „self-attention". Mit diesem Terminus ist das Wahrnehmen von internen Körpersignalen zum Überleben bzw. zur Weiterentwicklung gemeint (vgl. Schwartz, 1983, S.150ff.).

Unrealistisch hoch gesetzte Vorgaben oder Normen führen hingegen zur Überforderung der Mitarbeiter. Die einzelnen Arbeitsaufträge sollen nicht zu hoch angesetzt sein, ansonsten führt dies zu Zeitdruck, was wiederum Stress und Frustration verursacht und letztendlich zur Überforderung führt. Folge der frustrierten Mitarbeiter ist wiederum eine verminderte Motivation, die mit dem Gefühl, der Aufgabe nicht gewachsen zu sein einhergeht und zur Abnahme des Selbstbewusstseins führt. Kompetenzsteigernde Maßnahmen in Form von Fortbildungen für Mitarbeiter sowie realistischen Vorgaben und angemessenen Leistungserwartungen der Führungskraft sind notwendig, damit sich die Mitarbeiter im Unternehmen wohlfühlen (vgl. Wehrlin, 2012, S.123).

Aber auch die Unterforderung lässt die Leistungsbereitschaft und die Motivation absinken. Die Arbeit wird nicht mehr wie früher als Existenzsicherung gesehen, sondern auch als Herausforderung oder Chance zur Selbstverwirklichung. Umso wichtiger ist es die Arbeitsaufträge abwechslungsreich zu gestalten sowie weitere innovative Arbeitsmodelle anzubieten. Jobrotation ist eine Art davon. Bei diesem Ansatz werden die Arbeitsplätze getauscht, sofern die Kompetenzen der einzelnen Mitarbeiter dies erlaubt. Mit Jobrotation ist hier nur ein Beispiel genannt, das nicht bei allen Arbeitsbereichen einsetzbar ist (vgl. https://www.modu-learn.de/verstehen/personal-fuehrung/job-rotation-enlargement-enrichment/).

Ein zentraler Aspekt der betrieblichen Gesundheitsförderung besteht in der Beteiligung der Mitarbeiter an Entscheidungsprozessen im Unternehmen. Mitgestaltung der Arbeitsabläufe und Vorschläge der Arbeitsgestaltung sind weitere Arten schützender Ressourcen, die die Selbstwirksamkeitserwartung der Mitarbeiter steigern lassen. Aber auch für das Unternehmen bringt es Vorteile, zum Beispiel bezüglich der gesundheitsorientierten Gestaltung der Arbeitsabläufe, die Mitarbeiter darüber selbst entscheiden zu lassen, da sie von den Entscheidungen direkt betroffen sind. Die Integrierung der Mitarbeiter in die betrieblichen Entscheidungsprozesse ermöglicht den Mitarbeiter Identifikation mit dem Leitbild des Unternehmens. Daher sind Mitbestimmung und Mitgestaltung bei den Arbeitsabläufen, Transparenz der Ziele des Unternehmen sowie Sinnhaftigkeit der eigenen Arbeit so wichtig, um die Motivation und Engagement der Beschäftigten auf dem hohen Niveau zu halten (vgl. Stilijanow, 2013, S.146).

Das Wohlbefinden der Mitarbeiter ist neben den körperlichen, psychologischen und sozialen Aspekten von großer Bedeutung. Somit kann man diese Faktoren als individuelle Arbeitsbedingungen nennen (vgl. Wehrlin, 2014, S. 49f.) Beanspruchungen durch Über- oder Unterbelastung verringern die Leistungsfähigkeit der Beschäftigten, in deren Folge die Arbeitsproduktivität sinkt. Belastungen, die über längeren Zeitraum fortbestehen, verursachen gesundheitliche Probleme bis zur Entstehung von Erkrankungen, die auch in den chronischen Verlauf übergehen können.

2.2.3 Gesundes Führen

Die Gesundheit und Motivation der Mitarbeiter ist von großer Bedeutung für den Erfolg eines Unternehmens. Der Einfluss der Beschäftigte durch die Führungskräfte ist unumstritten. Aus diesem Grund ist die Sensibilisierung der Führungskräfte in diesem Themenbereich in den letzten Jahren in den Vordergrund gerückt. Es gibt mittlerweile eine Reihe von Studien die den kausalen Zusammenhang zwischen gesunder Führung, Arbeitszufriedenheit und dem Krankenstand der Mitarbeiter belegen (vgl. Gregersen, 2011).

Beim BGF ist es wichtig nicht nur das Verhalten der Mitarbeiter (Verhaltensprävention) einzubeziehen, sondern vielmehr auf die Führungsgrundsätze, das Unternehmensleitbild und die Unternehmenskultur einzugehen. Das Leitbild und die Unternehmensgrundsätze müssen dem gesundheitsförderlichen Verhalten entsprechen.

Die Führungskraft soll für die Mitarbeiter eine Vorbildfunktion erfüllen, da es für die Mitarbeiter leichter ist sich für ein gesundheitsförderliches Verhalten zu motivieren, wenn sich die Führungskraft auch gesundheitsförderlich verhält (vgl. Felfe, 2014, S.256).

Dabei ist es wichtig einzelne Mitarbeiter als Individuen zu betrachten. Jeder Mitarbeiter hat Wünsche, Vorstellungen, Erwartungen und Bedürfnisse. Auf diese muss die Führungskraft eingehen, indem die Wünsche der Mitarbeiter und deren individuelle Lebenssituation miteinbezogen werden. Fernen müssen Überlastungssituationen rechtzeitig erkannt werden. Der Erwerb neuer Kompetenzen, Steigerung der Motivation und Förderung der Gesundheit beeinflussen sich gegenseitig und sind somit für einen ganzheitlichen Ansatz der Gesundheitsförderung von großer Bedeutung (vgl. Rump, Eilers, 2014).

Die Mitarbeiter sollen als Erfolgsfaktoren und nicht als Kostenfaktoren betrachtet werden. Die Beschäftigten sind gesünder und leistungsfähiger wenn das Unternehmen die gesundheitsförderlichen Maßnahmen aktiv in die betrieblichen Prozesse integriert (vgl. Philipen, Zimmer, 2014). Der Erfolg dieser Maßnahmen im Rahmen des BGM ist maßgeblich von den Führungskräften abhängig. Das Verhalten der Führungskraft bezogen auf ihre eigene Gesundheit wirkt als Vorbild auf das Verhalten der Mitarbeiter. Ein ähnlicher Effekt geht von der sozialen Unterstützung sowie von einem partnerschaftlichen Stil aus. Ein wohlgemeinter Rat oder freundlicher und emphatischer Umgang zur richtigen Zeit kann manchmal mehr bedeuten als finanzielle Zuwendung (Sedlacek, 2015). Solche Verhaltensweisen der Führungskraft wirken stark auf die Motivation und die Leistungsfähigkeit der Mitarbeiter.

Da die BGF dem BGM untergeordnet ist es von der Führungskraft abhängig inwieweit das Thema Gesundheit im Betrieb vorgelebt wird. Weiterbildung von Führungskräften ist unabdingbar, denn sie sind in erster Instanz dafür verantwortlich gesundheitsförderliche Arbeitsbedingungen zu schaffen (vgl. Felfe, Duck, 2014). Aber auch in der Unternehmenskultur müssen die Kommunikationsstruktur, die Werte und der Führungsstil entsprechend angepasst und unter Beteiligung der ganzen Belegschaft in der Organisationsstruktur integriert werden (vgl. Kugler, 2016, S.174).

Das Modell von Antonowsky, das in 2.1.1 schon grob beschrieben wurde, lässt sich an dieser Stelle als Hilfestellung für die Führungskraft und die Mitarbeiter zum Erhalt der psychosozialen Gesundheit heranziehen. Antonowsky stellte fest, dass das Vorhanden von „Kohärenzgefühl", einer sogenannten globalen salutogenetischen Orientierung, die Gesundheit und Widerstandsfähigkeit erhöht. Der von Antonowsky genannte *sense of coherence* (SOC) setzt sich aus drei Komponenten zusammen:

Verstehbarkeit: Menschen mit hohem Kohärenzgefühl nehmen die Umwelt strukturierter wahr, können die äußeren Auswirkungen besser verstehen und erklären. Dieser Effekt erstreckt sich auch auf das innere Erleben und die eigene Emotionen.
Handhabbarkeit: Das Vorhanden sein der körperlichen und psychosozialen Ressourcen, um die Probleme und Herausforderungen zu bewältigen und in jeder Situation richtig handeln zu können.

Abbildung 3

Diese Abbildung wurde aus urheberrechtlichen Gründen von der Redaktion entfernt

wikipedia.org

Sinnhaftigkeit: Die Aufgabe als wertvoll und sinnvoll zu empfinden, um an ihrer Lösung zu arbeiten. Menschen mit ausgeprägtem Kohärenzgefühl nehmen ihr Leben als interessanter und sinnvoller wahr (vgl. Antonowski, 1979).

Wenn man diese drei Aspekte im Rahmen der betrieblichen Gesundheitsförderung anschaut, so kann man die Förderung dieser drei Aspekte als Aufgabe der Führung sehen:

Verstehbarkeit: Mitarbeiter sollen Ihre Ziele genau kennen und alle daraus folgenden Konsequenzen verstehen und nachvollziehen können.

Handhabbarkeit: Das Anbieten der kompetenzerweiternder Maßnahmen erhöht das Gefühl der Handhabbarkeit. Der Schwierigkeitsgrad der Aufgaben soll den Kompetenzgrad der Mitarbeiter nicht übersteigen.

Sinnhaftigkeit: Das Vorhandensein von notwendigen Ressourcen ermöglicht es auch schwierige Aufgaben mit Überzeugung und Motivation zu lösen.

Täglich sind wir verschieden Stimuli ausgesetzt. Wann wir ein Stimulus als Stressor empfinden ist von unseren persönlichen Ressourcen und Kompetenzen abhängig. Nicht jeder hat ein hohes Kohärenzgefühl nach dem Modell von Antonowski. Es ist daher die Aufgabe der Führungskraft alle Mitarbeiter auf die Veränderungen und Herausforderungen der modernen Arbeitswelt vorzubereiten und dabei ihre Gesundheit und ihr Wohlbefinden zu unterstützen (vgl. Struhs-Wehr, 2017, S.98ff.).

3. Schluss

3.1 Zusammenfassung

Die Verhältnisprävention in der Gesundheitsförderung ist mit dem Ausbau von gesundheitsgerechten Arbeitsbedingungen verbunden. Bei zu hohen Anforderungen ist es wichtig selbstständige Entscheidungen bei der Ausführung von Arbeitsaufträgen sowie beim täglichen Ablauf des Arbeitstages treffen zu können. Bei dem Ablauf der Arbeit ist auf ein richtig abgestimmtes Verhältnis zwischen Anforderungen und Fähigkeiten zu achten. Außerdem ist zu beachten, dass die ungünstige Arbeitsbedingungen überwiegend zu psychischen Belastungen und dadurch zu Beeinträchtigungen des Wohlbefindens führen. Als Folge entwickeln sich psychosomatische Beschwerden, Nervosität, Überforderung, Burnout und Unzufriedenheit mit dem eigenen Leben. Längerfristig können solche Bedingungen zu chronischen Erkrankungen führen. Schlussfolgernd kann man sagen, dass die Arbeitsbedingungen die Lebensqualität beeinflussen.

Nicht nur das Gesundheitsverhalten der Mitarbeiter und die Arbeitssituation an sich sondern auch die Unternehmensprinzipien, das Unternehmensleitbild sowie die damit verbundene Führungsgrundsätze spielen eine wichtige Rolle. Partizipation an Entscheidungen, Transparenz von kurz- und langfristigen Zielen erhöht die Akzeptanz, vermittelt Wertschätzung und stiftet Sinn bei der Erfüllung der Aufgaben. Die gewonnene Akzeptanz ist wiederum notwendig, um die aktive Teilnahme an weiteren gesundheitsfördernden Maßnahmen zu motivieren.

Arbeit als Setting bietet außerdem gute Chancen die sozialen Gesundheitspotenziale zu entwickeln und durch die betriebliche gesundheitsförderliche Maßnahmen positiv zu gestalten. Förderung der Gesundheit durch die Schaffung von sicheren, erfüllenden und angenehmen Arbeitsbedingungen ist daher die Aufgabe der Gesundheitsförderung.

3.2 Fazit

Seit vielen Jahren ist das Thema *betriebliche Gesundheitsförderung* aktuell in der Forschung. Als herausfordernde Reaktion auf Entwicklungen des 21. Jahrhunderts, betrifft sie das Verständnis von Gesundheit und Krankheit. Die BGF versteht sich als Instanz zur Förderung von Umdenken und Weiterentwicklung des ursprünglichen Arbeitsschutzes.

Es lässt sich ferner feststellen, dass es immer noch mehr verhaltenspräventiven Maßnahmen im Bereich der Bewegung und Ernährung gibt. Hinzukommen immer mehr Angebote, die auf die psychosozialen Gesundheit und auf den persönlichen Lebensstil als Ressource zur Prävention von gesundheitlichen Problemen setzen. Allerdings beinhaltet vollständige BGF sowohl verhaltensbezogene als auch verhältnisorientierte Maßnahmen. Nur eine Kombination aus beiden Ansätzen gewährleistet gute Chancen auf Gesundheitsförderung. Außerdem ist es wichtig diese Maßnahmen auf allen drei Ebenen - Mitarbeiter, Führung und Organisation und deren Verknüpfung durchzuführen. Die Ziele all dieser Maßnahmen sind geringe Krankenstände, hohe Produktivität, angenehmes Betriebsklima und Wertschätzung der Vorgesetzten gegenüber den Mitarbeiter. Unter diesen Umstanden stellt die betriebliche Gesundheitsförderung ein umfassendes Konzept dar, bei welchem die Aspekte der gesundheitsförderlichen Unternehmensgrundsätze, Unternehmenskultur sowie der Führungsprinzipien integriert werden.

Den neuen Erkenntnissen zur Folge ist die Gesundheit der Mitarbeiter mit Steigerung des Wohlbefinden unter Einbeziehen der persönlichen Faktoren verbunden. Somit ist der Bedarf des salutogenetischen Ansatzes in der Personalpolitik offensichtlich. Der Führung muss bewusst sein, dass die Mitarbeiter als wichtiges Kapital des Unternehmens zu betrachten sind. Der Erfolg des Unternehmens ist von motivierten und leistungsorientierten Mitarbeiter abhängig. Die Führungskraft ist dabei der größte Einflussfaktor auf die Gesundheit und Zufriedenheit der Mitarbeiter. Daher wird der Führungskraft eine wichtige Rolle zuteilt. Sie ist für den Erfolg des Unternehmens, also auch für die Gesundheit der Mitarbeiter, zuständig. Außerdem nehmen Führungskräfte Einfluss auf die Einstellungen, Werte und Kompetenzen ihrer Mitarbeiter und beeinflussen sie im besten Fall in Richtung der Gesundheitsentstehung und dem gesundheitsförderlichem Verhalten.

Um Nachhaltigkeit der BGF zu unterstützen bedarf es einer Verankerung dieser Strategie der Gesundheitsförderung im Unternehmensleitbild. Führungskräfte und ihre Mitarbeiter sollen zunehmend die Gesundheit in allen Bereichen vorleben. Dies schließt die zwischenmenschlichen Beziehungen und moralische Aspekten in allen Bereichen des Zusammenagierens mit ein.

Die Zielsetzung der geringen Krankenstände und der hohen Produktivität bleibt jedoch komplex. Erfüllende Arbeit und ein hoher Wohlfühlfaktor erreicht man nur gemeinsam indem man sich gesundheitsförderlich verhält und eine wertschätzende Unternehmenskultur vorlebt. Da jedoch oft verschiedene Einflussfaktoren zusammenwirken, bedarf es im Einzelfall einer konkreten Analyse der Bedingungen um die Nachhaltigkeit der BGF Maßnahmen gewährleisten zu können.

Literaturverzeichnis

Die verwendeten Zitate sind in Harvard-Style geschrieben.

Antonowski, Aaron, The salutogenic model as a theory to guide health promotion. In: Health Promotion International 11 (1), S. 11–18, 1979

Bruch, Heike, Kowalevski, Sandra, Gesunde Führung: Wie Unternehmen eine gesunde Performancekultur entwickeln. Compamedia GmbH, Überlingen, 2013

Egger, Matthias, Razum, Oliver, Rieder, Anita, Public Health kompakt. Walter De Gruyter Verlag, Bern, 2017

GDA, Arbeitsschutz in der Praxis. Psychische Arbeitsbelastung und Gesundheit, GDA-Arbeitsprogramm Psyche c/o Bundesministerium für Arbeit und Soziales, Berlin, 2017

Gesundheitsförderliche Führung, in: Felfe, J. (Hrsg.): Trends der psychologischen Führungsforschung. Konzepte, Methoden und Erkenntnisse, Hogrefe Verlag, Göttingen, 2013

Kempf, Hans-Dieter, Vorhältnisprävention und Verhaltensprävention. In: Die neue Rückenschule, Springer, Berlin, 2010

Lazarus, Richard, Launier, R., Stressbezogene Transaktionen zwischen Person und Umwelt. In: Nitsch, J. R. (Hrsg.), Stress, Theorien, Untersuchungen, Maßnahmen (123-135). Hans Huber Verlag, Bern, 1981

Luxemburger Deklaration zur betrieblichen Gesundheitsförderung in der Europäischen Union, 1997. Verfügbar unter: http://www.dnbgf.de/fileadmin/ downloads/materialien/dateien/Luxemburger_Deklaration_09_11.pdf, Zugriff: 22.09.2020

Meyer, Markus, Krankheitsbedingte Fehlzeiten ein der deutschen Wirtschaft im Jahr 2017. Springer, 2018. Verfügbar unter: https://www.wido.de/fileadmin/ Dateien/Dokumente/Publikationen_Produkte/Buchreihen/Fehlzeitenreport/ wido_pra_fzr_2018_krankheitsbedingte_fehlzeiten.pdf, Zugriff:10.09.2020

Mokohum, Melvin, Dördelmann, Julia, Ganzheitliches Gesundheits- bzw. Krankheitsverständnis am Beispiel von Rückenschmerzen, In: Betriebliche Gesundheitsförderung, Springer, Berlin, Heidelberg, 2018

Österreich, Rainer, Volpert, Walter, Psychologie gesundheitsgerechter Arbeitsbedingungen. Konzepte, Ergebnisse und Werkzeuge. Hans Huber Verlag, Bern, 1999

Ottawa-Charta zur Gesundheitsförderung, 1986. Verfügbar unter: https://www.euro.who.int/__data/assets/pdf_file/0006/129534/Ottawa_Charter_G.pdf, Zugriff: 28.09.2020

Pauls, Helmut, Das biopsychosoziale Modell – Herkunft und Aktualität Resonanzen. E-Journal für Biopsychosoziale Dialoge in Psychotherapie, Supervision und Beratung, 1(1), 15-31, 2013. Verfügbar unter: http://www.resonanzen-journal.org, Zugriff:10.10.2020

Schwartz, Gary, Psychobiology of health: A new synthesis, Washington D.C. American Psychological Association, 1983

Sedlacek, Bronia, Psychische Beanspruchung von Mitarbeitern und Führungskräften. DGFP Studie, 2015. Verfügbar unter: http://static.dgfp.de/assets/ empirischestudien/2011/01/dgfp-studie-psychischebeanspruchung-von-mitarbeitern-1102/DGFP-StudiePsychischeBeanspruchung.pdf, Zugriff: 25.09.2020

Stiljanow, Ulrike, Bock, Petra, Keine Zeit für gesunde Führung? Befunde und Perspektiven aus Forschung und Beratuungspraxis. In: Immer schneller, immer mehr, Springer, Wiesbaden, 2013

Struhs-Wehr, Karin, Betriebliches Gesundheitsmanagement, Springer, Wiesbaden, 2017

Ulich, Eberhard, Wülser, Marc, Gesundheitsmanagement in Unternehmen, Springer Gabler, Wiesbaden, 2015

Wehrlin, Ulrich, Betriebliche Gesundheitsförderung, Theorie und Praxis der Management- und Führungsaufgabe „Gesundheit". Optimus Verlag, Göttingen, 2014

Wehrlin, Ulrich, Management durch Sinnorientierung, Wettbewerbsvorteile mit leistungsförderndem Management und Leadership durch Sinnvermittlung, Leistungsmotivation- Leistungserkennung - Entwicklung und Innovation. Akademische Verlagsgesellschaft, München, 2012

Internetquellen

https://www.aerzteblatt.de/archiv/209251/Aaron-Antonovsky-Vater-der-Salutogenese
(Zugriff: 23.09.20)

https://fgoe.org/glossar/verhaeltnis_verhaltenspraevention
(Zugriff:15.09.20)

https://www.wido.de/fileadmin/Dateien/Dokumente/Publikationen_Produkte/Buchreihen/Fehlzeitenreport/wido_pra_fzr_2018_krankheitsbedingte_fehlzeiten.pdf
(Zugriff: 17.10.20)

https://www.bad-gmbh.de/glossar/show-term/belastung-beanspruchung
(Zugriff: 17.10.20)

https://www.researchgate.net/profile/Birgit_Greiner/publication/256007798_Gesundheit_als_Entwicklung_von_HandlungsfAhigkeitaEin_arbeitspsychologischer_Baustein'zu_einem_allgemeinen_Gesundheitsmodell/links/00b7d521f02bb5e84d000000/Gesundheit-als-Entwicklung-von-HandlungsfAhigkeitaEin-arbeitspsychologischer-Bausteinzu-einem-allgemeinen-Gesundheitsmodell.pdf
(Zugriff: 23.09.20)

http://www.dr-rainer-oesterreich.de/BuchGesundArbeitsBedingungen.pdf
(Zugriff: 15.09.20)

https://www.grin.com/document/88406
(Zugriff: 15.09.20)

https://books.google.de/books?hl=de&lr=&id=hXR5AQAAQBAJ&oi=fnd&pg=PP4&dq=BGF+Verhaltens+verhältnisprävention&ots=8c1n0j7SKu&sig=okhi4TBcw_ey45cdSDYgg_NWg5E#v=onepage&q=BGF%20Verhaltens%20verhältnisprävention&f=false
(Zugriff: 10.10.20)

https://www.kuwi.europa-uni.de/de/lehrstuhl/vs/polsoz/Materialien/hinweise/mustergliederunghausarbeit.pdf
(Zugriff: 11.10.20)

http://www.ciando.com/img/books/extract/3668595690_lp.pdf
 https://www.arbeitssicherheit.de/service/lexikon/artikel/verhaeltnispraevention.html
(Zugriff: 10.10.20)

http://gesundheitsmanagement.kenline.de/html/
gesundheitsmanagement_im_Unternehmen.htm
(Zugriff: 10.10.20)

 https://www.agv-bw.de/blog/blog-2017/2017/07/was-bgm-ist-und-warum-jetzt-
hoechste-zeit-dafuer-ist
(Zugriff: 23.09.20)

 https://www.modu-learn.de/verstehen/personal-fuehrung/job-rotation-
enlargement-enrichment/
(Zugriff: 23.09.20)

Abbildungsverzeichnis